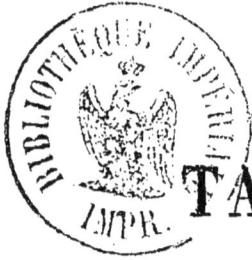

TABLEAU

D'UNE ÉPIDÉMIE

DE

CROUP.

Se vend à Guéret, chez Dugenest
et Niveau, Libraires.

TABLEAU

D'UNE ÉPIDÉMIE

DE

CROUP

QUI A RÉGNÉ A GUÉRET,

SUR LA FIN DE 1821 ET AU COMMENCEMENT DE 1822.

PAR J.-B. LACROIX,

DOCTEUR EN MÉDECINE.

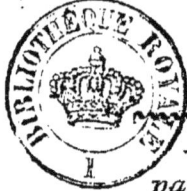

Medicina non ingenii humani partus est, sed temporis filia ;
BAGLIVI.

A PARIS,
CHEZ CROCHARD, LIBRAIRE,
RUE DE SORBONNE, N.º 3.

AVRIL 1822.

AVANT - PROPOS.

LE Gouvernement ouvrit, il y a environ quinze ans, un concours destiné à réunir les connaissances des praticiens sur le croup, maladie observée depuis long-tems , mais qu'on avait trop peu étudiée jusqu'alors. Ce concours offrit des résultats importans: sans donner la solution complète de toutes les questions proposées , il dissipa plusieurs des nuages qui enveloppaient l'histoire de cette affection, et servit de fondement à des ouvrages recommandables publiés depuis cette époque. Il s'en faut de beaucoup pourtant qu'on ait tout dit sur le croup : que ne nous reste-t-il pas encore à savoir sur sa nature, sur les diverses formes que peut lui imprimer la différence des lieux où il sévit, sur ses complications, et, en particulier, sur les moyens de rendre, dans une foule de circonstances, son traitement moins inefficace! Le tems seul pourra éclaircir ce point un granit en décomposition forment en général sa base. Dans les fonds, on remarque aussi des couches d'une argile grossière.

Les roches dont nous venons de parler, sont presque toutes granitiques, et varient à l'infini pour la forme, la couleur, la dureté et surtout pour les proportions du quartz, du feld-spath, du schorl et du mica qui entrent dans leur composition. Vers l'est et le sud, on trouve des masses considérables de quartz et de feld-spath assez purs; du côté de l'ouest, des roches de porphyre, et çà et là des débris de granit graphique, des prismes de tourmaline, des agathes, quelques cornalines, etc. On n'observe nulle part des traces de substances métalliques ou calcaires.

La surface du sol y est formée d'un humus léger, plus abondant dans les plaines que sur les lieux élevés. Cette terre, quoique sèche et friable, est assez fertile dans les lieux où elle est cultivée convenablement. Les végétaux, en général les mêmes que ceux des autres parties montagneuses du centre de la France, y sont plus nombreux que variés. Dans les lieux incultes, le genêt, la bruyère et l'ajonc croissent en abondance. Du sud-est à l'ouest, les montagnes sont couvertes de forêts de hêtres et de chênes; on remarque, dans toutes les directions, des taillis touffus et des châtaigneraies; en outre, les haies sont remplies d'arbres de diverses espèces dont les branches servent au chauffage des fermes. Cette grande quantité de végétaux rend le pays fort couvert.

Deux petites rivières, la Creuse et la Gartempe, passent, en se dirigeant vers l'ouest, la première à une lieue et au nord, la seconde au sud et à deux lieues de Guéret : on remarque aussi, en plusieurs endroits, des ruisseaux qui courent dans diverses directions ; ces rivières et ces ruisseaux ont pour fond un cailloutage et un sable quartzeux. Il existe, du côté de l'ouest et du sud-ouest, trois étangs séparés de la ville par un monticule étendu qui la met à l'abri de leurs effluves ; on y prend peu de poisson, mais il est de bonne qualité.

Les environs de Guéret produisent plusieurs céréales, surtout le seigle, l'orge et le sarrazin, ainsi que diverses plantes oléagineuses ; le froment et le chanvre se récoltent aussi dans le voisinage de la ville, où des jardins nombreux fournissent des légumes et des fruits en abondance : de toutes parts, des prairies et des pâturages étendus donnent d'excellens fourrages. La vigne n'y est cultivée qu'en treille, et rarement le raisin y parvient à maturité.

Les animaux domestiques et sauvages y sont les mêmes que ceux du reste de la France ; ces derniers sont peu nombreux. Le bœuf y est exclusivement employé aux travaux de l'agriculture ; à un certain âge, on l'engraisse pour l'exporter. Le beurre qu'on y prépare est fort recherché.

Guéret est bâti d'une manière peu régulière: les rues, en général mal percées, sont loin d'y être entretenues dans une grande propreté. Des fontaines dont plusieurs sont jaillissantes, lui fournissent en toutes saisons des eaux abondantes et de la meilleure qualité. L'industrie y est si peu répandue, qu'on n'y voit aucune manufacture; seulement trois brasseries y fabriquent d'assez bonne bierre. On y compte environ 3,000 habitans qui, pour les qualités physiques, les mœurs, le genre de vie et les habitudes, diffèrent peu des autres Français. La puberté y est tardive et les vices de conformation rares.

L'air, quoique communément humide, y est pur et vif. Les vents du nord-ouest et de l'ouest y règnent pendant presque toute l'année : ils sont toujours pluvieux et presque constamment froids. Celui du sud accompagne aussi quelquefois la pluie ; ceux du nord et de l'est déterminent toujours le froid en hiver et la sécheresse en été: ce dernier s'observe souvent au commencement du printems, époque à laquelle il devient violent et produit, pendant plusieurs jours, un hâle froid et sec. Cette influence exercée par les vents est due, en partie, aux montagnes qu'ils ont à franchir et aux forêts qu'ils ont à traverser. Le baromètre y est ordinairement élevé et sujet à des variations nombreuses; quelquefois il n'existe aucun rapport entre ses mouvemens et l'état apparent de l'atmosphère.

La marche des saisons y varie à l'infini : l'hiver est presque toujours pluvieux plutôt que froid; rárement le thermomètre marque plus de 6 ou 7 degrés (1) au-dessous de zéro; nous avons cependant vu, en 1820, le mercure descendre jusqu'à 11 degrés, mais ce cas était presque inouï. Le printems est ordinairement tardif et traversé de gelées assez fortes qui souvent portent préjudice aux récoltes, et rendent des plus incertains les produits de divers arbres à fruits. L'été ne se prononce fortement que vers le mois de juillet; parfois, alors, il survient de fortes sécheresses, mais, dans ce cas, il est assez rare de voir le thermomètre monter jusqu'à 28 ou 30 degrés : les orages sont fort communs dans cette saison. Assez souvent l'automne est sec et doux; ce qui en fait, surtout dans les premiers mois, un des tems les plus agréables de l'année. Une chose à remarquer dans la température du pays, considérée en général, c'est la fréquence et la rapidité avec laquelle ses variations se succèdent. La moindre quantité de pluie, qui tombe au milieu du jour le plus chaud, fait constamment baisser la température, de la manière la plus brusque, et souvent d'un assez grand nombre de degrés. Cette disposition de l'atmosphère, jointe aux pluies qui sont très-abondantes à Guéret,

---

(1) Dans mes observations météorologiques, je me suis toujours servi du thermomètre de Réaumur.

Quelques personnes ont considéré la vaccine comme ayant contribué puissamment à la produire: il suffit, pour détruire cette erreur, de faire remarquer que le croup existait avant la découverte de la vaccine; que souvent on l'a vu marcher en même tems que la variole; et que, si l'épidémie a seulement exercé ses ravages sur des enfans vaccinés, c'est que, dans la ville de Guéret, tous à peu près l'ont été.

Si les causes prédisposantes ont pu communément être présumées, il n'en a pas été de même des causes efficientes ou occasionnelles; presque toujours obscures, elles ont été souvent inappréciables. Cependant il semble que le passage subit du chaud au froid et un séjour plus ou moins prolongé dans des lieux froids et humides, ont fréquemment déterminé l'invasion de la maladie.

Prodromes, invasion et symptômes. L'épidémie a revêtu deux formes distinctes : l'une a présenté le caractère inflammatoire et a été remarquable par la violence des symptômes; l'autre, insidieuse et plus meurtrière, s'est distinguée par sa bénignité apparente. Je désignerai, avec ALBERS et quelques autres, la première variété sous le nom de *sthénique*, et la seconde sous celui d'*asthénique*. (c)

Voici les traits principaux de la première :

A la suite de prodromes qui consistaient le plus souvent dans un peu de toux, dans un malaise

TABLEAU

D'UNE ÉPIDÉMIE

DE

CROUP

OBSERVÉE A GUÉRET,

EN 1821 ET 1822.

—————

Notice topographique sur Guéret.

LA ville de Guéret, chef - lieu du département
de la Creuse, est située au nord - ouest et au
pied d'une petite montagne, sur un terrain irrégu-
lièrement incliné dans la direction du nord et du
nord-ouest. A l'est, au sud et à l'ouest, elle a dans
son voisinage de nombreuses montagnes qui font
suite à la longue chaîne de celles de l'Auvergne. Au
nord, elle borne un vaste bassin qui s'étend jusqu'à
la Creuse.

Le terrain sur lequel elle repose et celui qui l'envi-
ronne sont entièrement primitifs : des masses de
roches, qui se montrent à nu sur divers points, et

de pratique, en nous mettant à même de recueillir des matériaux qui puissent servir un jour à l'établissement d'une doctrine appuyée sur l'expérience......

La description de l'épidémie que nous venons d'observer ne peut concourir que bien faiblement à ce but; aussi ai-je particulièrement voulu, en la publiant, appeler l'attention des praticiens de mon pays sur une maladie qui se présentera peut-être trop souvent à leur observation, et faire connaître aux pères de famille combien elle peut devenir grave lorsqu'on ne l'attaque pas à son début, ou qu'on a le malheur d'en confier le traitement à des mains inhabiles. Puissent mes efforts n'être pas tout-à-fait inutiles au bien de l'humanité !

rend le ton de la température plutôt froid que
chaud, et communément humide.

D'après ce que nous venons de dire sur la
constitution de l'air qui y domine habituellement, on a pressenti sans doute que les affections
catarrhales doivent s'y montrer souvent; ce genre
de maladie y est en effet à peu près endémique; les
phtisies pulmonaires n'y sont pas rares et y marchent
avec une rapidité singulière ; les affections muqueuses et bilieuses s'y remarquent fréquemment,
surtout au printems et en automne. Tous les autres
genres de maladies s'y observent pareillement,
mais seulement d'une manière sporadique.

Cet état habituel de l'atmosphère a éprouvé,
pendant la durée de l'épidémie que je vais décrire,
quelques modifications dont voici les principales :

Après un hiver peu froid, mais très - irrégulier
dans sa marche, le printems de 1821 se présenta
plutôt comme une continuation de cette saison
que comme une saison nouvelle ; il fut, en général, froid et humide. Le commencement de l'été,
pluvieux et froid plutôt que chaud, vit naître
quelques orages. Au mois d'août, il survint des
chaleurs qui firent monter le thermomètre à 29
degrés et durèrent jusqu'au commencement de
septembre. La seconde moitié de ce mois et les
premiers jours d'octobre furent pluvieux et doux ;
le reste de celui-ci fut beau, ainsi que les premiers
jours de novembre ; alors le tems devint singulièrement variable, communément pluvieux, mais

toujours doux, et se maintint ainsi jusqu'au commencement de janvier. C'est alors seulement que les premiers froids se sont fait sentir : à cette époque, il est tombé un peu de neige, et le thermomètre a marqué 5 degrés au-dessous de zéro. Vers le 9 de janvier le dégel est survenu et le tems a été pluvieux. Depuis lors jusqu'au commencement de mars, époque à laquelle l'épidémie a cessé, on a observé des pluies fréquentes, quelques beaux jours et une température assez douce; pendant ce tems, toutefois, les changemens atmosphériques n'ont été ni moins brusques ni moins communs qu'à l'ordinaire. Dans le mois de janvier, le mercure du baromètre est descendu fort bas.

Tandis qu'a duré la maladie qui nous occupe, il s'est montré beaucoup d'angines, des catarrhes pulmonaires et des flegmasies des membranes séreuses qui ont particulièrement frappé les enfans; les affections éruptives ont à peine été aperçues et l'on n'a vu aucun exemple de coqueluche.

Tels sont les lieux où a régné l'épidémie, et les circonstances au milieu desquelles elle s'est développée ; présentons maintenant le tableau des phénomènes qui l'ont accompagnée.

HISTOIRE GÉNÉRALE DE L'ÉPIDÉMIE. (a)

Causes. Au nombre des causes qui ont prédisposé à contracter la maladie, il faut mettre en première ligne l'enfance ; aucun individu n'en a été atteint au-dessous d'un an ni au-dessus de douze. Les autres causes prédisposantes ont été, en général, la faiblesse de l'enfant, rarement un état contraire, quelquefois des maladies antérieures, la présence d'un catarrhe pulmonaire ou d'une angine tonsillaire, enfin les variations de température : c'est presque toujours aux changemens de tems, que nous avons vu la maladie se manifester. Peut-être a-t-il existé, en outre, un état particulier, quoiqu'inappréciable, de l'atmosphère, qui n'a pas été étranger à sa production. (b)

Bien qu'elle ait frappé un plus grand nombre de filles que de garçons, il me semble que cette particularité doit être attribuée spécialement à la faiblesse du sexe féminin, dont la délicatesse et la susceptibilité nerveuse sont si grandes à tout âge. Il n'a été possible de remarquer dans l'intérieur de la ville, aucune circonstance qui ait influé sur son développement ; on l'a observée dans tous les quartiers : elle y a frappé indistinctement les enfans du riche et ceux du pauvre, ceux qu'on élevait avec le plus de soin comme ceux qu'on abandonnait à eux-mêmes.

Quelques personnes ont considéré la vaccine comme ayant contribué puissamment à la produire: il suffit, pour détruire cette erreur, de faire remarquer que le croup existait avant la découverte de la vaccine ; que souvent on l'a vu marcher en même tems que la variole ; et que, si l'épidémie a seulement exercé ses ravages sur des enfans vaccinés, c'est que, dans la ville de Guéret, tous à peu près l'ont été.

Si les causes prédisposantes ont pu communément être présumées, il n'en a pas été de même des causes efficientes ou occasionnelles ; presque toujours obscures, elles ont été souvent inappréciables. Cependant il semble que le passage subit du chaud au froid et un séjour plus ou moins prolongé dans des lieux froids et humides, ont fréquemment déterminé l'invasion de la maladie.

Prodromes, invasion et symptômes. L'épidémie a revêtu deux formes distinctes : l'une a présenté le caractère inflammatoire et a été remarquable par la violence des symptômes ; l'autre, insidieuse et plus meurtrière, s'est distinguée par sa bénignité apparente. Je désignerai, avec ALBERS et quelques autres, la première variété sous le nom de *sthénique*, et la seconde sous celui d'*asthénique*. (c)
Voici les traits principaux de la première :

A la suite de prodromes qui consistaient le plus souvent dans un peu de toux, dans un malaise

général, des douleurs de tête ou des vomissemens ; quelquefois au milieu de la plus parfaite
santé, l'enfant était réveillé, le soir ou pendant
la nuit, par une difficulté de respirer assez grande ,
et un accès de toux présentant toujours le caractère
croupal. Bientôt tout se calmait, et l'enfant se
rendormait pour être encore éveillé par un nouvel
éclat de toux que d'autres ne tardaient pas à
suivre ; quelquefois l'invasion était si violente, que
la suffocation se trouvait imminente : cette variété,
qui constitue le croup suffocant, n'a été observée
qu'une seule fois, d'une manière bien constatée. Dans
tous les cas, lorsque l'enfant pouvait parler, il se
plaignait d'un mal de gorge insupportable, et y
portait continuellement la main; la respiration était
pénible, sifflante ou stertoreuse, la face rouge et
animée, les yeux saillans, la toux fréquente et la voix
rauque; le plus ordinairement, la soif n'était pas
fort grande et la déglutition restait libre. Bientôt,
si les accidens n'étaient pas enrayés, on les voyait
s'aggraver d'une manière effrayante : la fièvre, qui
jusques-là avait été légère, ne tardait pas à acquérir
plus de force ; la voix s'altérait davantage; la respiration devenait précipitée ; la face se décolorait et
prenait une teinte livide ou violacée; le petit malade
cherchait dans mille positions un repos dont il ne
devait plus jouir ; il s'établissait dans sa poitrine un
gargouillement remarquable , et la mort ne tardait
pas à survenir au milieu des angoisses les plus
déchirantes.

Dans la variété *asthénique* tout était différent:
au lieu d'attaquer, comme la précédente, des enfans
forts et vigoureux, elle ne s'observait jamais que
chez ceux qui étaient faibles et délicats. Son invasion
se faisait toujours sans signes précurseurs, et d'une
manière lente et insensible. Les premiers phénomènes
qui dénotaient sa présence consistaient, pour l'ordinaire, en une petite toux qui ne portait aucune
atteinte apparente à la santé : l'enfant était aussi
gai et jouissait d'autant d'appétit que de coutume.
Cependant la toux persistait, et la voix s'altérait
légèrement ; il se manifestait un peu de douleur
au cou ; la face était pâle et décolorée, les yeux
noyés et abattus, la déglutition libre, la soif
nulle, le pouls comme dans l'état naturel. Peu
à peu la respiration devenait pénible ; elle s'opé-
rait ordinairement au moyen d'une inspiration pro-
fonde, suivie d'une expiration lente et graduée. (d)
La toux prenait le timbre croupal ; la voix s'en-
rouait plus ou moins et allait toujours en s'affai-
blissant. Arrivée à ce point, la maladie semblait
éprouver un mouvement de réaction, par suite
duquel le pouls augmentait de fréquence, sans
acquérir plus de force ; parfois, alors, il surve-
nait un peu de fièvre. La respiration devenait
entrecoupée et de plus en plus difficile ; les forces
du malade, qui n'avaient jamais été bien grandes,
s'épuisaient à chaque instant ; le gargouillement
mode de *stertor* ou de râle propre au croup, que

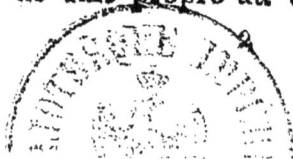

j'ai déjà signalé, s'établissait rapidement; l'enfant restait plongé dans un affaissement inexprimable, et ne tardait pas à expirer, en présentant la plupart des douloureux symptômes qui accompagnent la variété *sthénique* à l'approche de la mort.

Dans l'une et dans l'autre espèce, on a remarqué souvent, vers cette époque de la maladie, des phénomènes communs, dont voici les principaux : la déjection de la tête en arrière, la rétraction de l'appendice sternale, l'agitation des ailes du nez, la dilatation forcée des parois de la poitrine, diverses sortes d'altération de la voix, qui ressemblait tantôt au cri de certains animaux, tantôt au son que rend l'air en traversant quelques instrumens de métal, et finissait toujours par s'éteindre à peu près complètement. Il se manifestait aussi quelquefois, surtout dans la variété *sthénique*, un état remarquable de la couleur du visage, qui devenait alternativement pâle et violacé, livide et décoloré, et présentait tous les signes d'une véritable asphyxie (e). Dans les deux variétés, les facultés intellectuelles conservaient toujours leur intégrité. Souvent enfin les petits malades éprouvaient, quelques instans avant de mourir, une soif ardente ou un appétit dévorant.

L'état des urines n'a rien offert de bien remarquable : tantôt claires, tantôt troubles, incolores dans quelques cas, d'autrefois jaunâtres ou laiteuses, elles ont varié à l'infini, non seulement chez les

divers individus, mais encore chez le même malade.
Les symptômes nerveux ont été rares ; aussi n'avons-
nous point observé cette forme de la maladie que
la prédominance des symptômes a fait désigner
sous le nom de croup *nerveux* ou *spasmodique*.

Bien que les caractères propres aux deux variétés
de l'épidémie aient été, en général, distinctifs ;
ils se sont confondus quelquefois au point d'en
former une nouvelle, qui a participé plus ou moins
de l'une des deux, suivant que tel ou tel ordre de
symptômes s'est prononcé davantage.

On voit que je n'ai point employé la division
en périodes, consacrée par presque tous les auteurs
dans la description du croup. Cette manière de
considérer la maladie, nécessaire peut-être en
théorie pour faciliter l'intelligence de plusieurs
des phénomènes qui lui sont propres, ne m'a pas
semblé pouvoir être appliquée ici avec justesse :
presque toujours les périodes se sont confondues
dans l'épidémie que je décris. Les praticiens n'i-
gnorent pas combien la nature se plie difficilement
à ces sortes de distinctions.

Marche, durée et terminaisons. La marche de
la maladie a été en général rapide ; quelquefois elle
a offert des rémissions légères, mais jamais d'in-
termissions. Nous n'avons point remarqué d'exemple du croup intermittent signalé par JURINE.
Une fois établie, la maladie a presque toujours
poursuivi sa marche avec une affreuse continuité,

Sa durée commune a été de deux à neuf jours, moins longue pourtant dans le croup *sthénique* que dans l'autre variété ; si , dans cette dernière, la mort a semblé quelquefois arriver plus promptement que dans l'autre , c'est qu'alors la maladie avait marché sourdement , et ne s'était déclarée que plus ou moins de temps après son invasion.

Elle n'a guère laissé après elle d'autre genre d'indisposition que des catarrhes pulmonaires accompagnés d'enrouement , et une débilité locale qui y prédisposait beaucoup.

Diagnostic. Le diagnostic n'a offert que peu de difficultés : les caractères de la maladie étaient communément si tranchés, que les personnes les plus étrangères à l'art de guérir ne la méconnaissaient jamais, quand elles l'avaient vue une fois. Les deux seules affections avec lesquelles on eût pu la confondre, l'asthme aigu de MILLAR et le catarrhe suffoquant, n'ont point été observées tandis qu'elle a duré.

Pronostic et mortalité. Toutes les fois que la maladie était abandonnée à elle-même , elle était mortelle ; lorsqu'on ne l'attaquait pas à son début, ou qu'on donnait à la concrétion croupale le tems de se former, elle causait également la mort de l'enfant. J'ai remarqué, comme VIEUSSEUX, que, de tous les malades qui ont rendu des fragmens de tubes membraneux, pas un seul n'a échappé. Dans la variété *sthénique* , les symptômes étaient effrayans ;

mais comme alors l'invasion se prononçait avec violence, les parens épouvantés invoquaient communément assez tôt les secours de la médecine : aussi,
dans ce cas, beaucoup de traitemens ont-ils été
suivis de succès. Dans la variété contraire, on s'en
laissait facilement imposer par une bénignité trom-
peuse qui empêchait de donner des soins avant que
le mal eût fait des progrès trop étendus ; alors aussi
la maladie a-t-elle eu souvent une issue funeste. On
l'eût cependant presque sûrement arrêtée, si on ne
lui eût point opposé trop tard des moyens convenables. Ne dissimulons pas néanmoins que, malgré le
traitement le mieux dirigé et mis en usage dans un
tems qu'on pouvait regarder comme le plus opportun, la maladie n'en a pas moins eu quelquefois une
terminaison mortelle.

Pendant six mois environ (depuis la fin d'août
jusqu'au commencement de mars), elle a régné
exclusivement dans la ville, et y a atteint environ
36 enfans, dont le quart au plus du sexe masculin ;
sur ce nombre, elle en a fait périr 17, parmi lesquels
on a compté dix filles. Il existe, je crois, peu
d'exemples d'une mortalité relative aussi grande ;
et dans aucune épidémie connue, on ne l'a vue
frapper proportionnellement autant d'individus du
sexe féminin.

Complications. L'épidémie n'a guère eu pour
complications que des angines tonsillaires : dans
plusieurs cas cette angine a été gangréneuse : alors

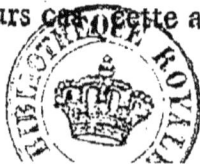

le croup a présenté le caractère *d'asthénie* porté au plus haut point, et a été essentiellement mortel. (f)

Etat des organes après la mort, siége et nature de la maladie. Dans le petit nombre d'ouvertures de cadavres qu'il a été possible de faire, j'ai toujours trouvé les voies aériennes tapissées par une membrane d'une demi-ligne d'épaisseur, blanche, lisse, peu résistante, ayant la forme d'un tube adhérent, par une de ses extrémités, au pourtour des sinus du larynx ; par l'autre, se perdant dans les divisions bronchiques. On remarquait, au voisinage de la glotte, des concrétions et des mucosités écumeuses qui l'obturaient en grande partie. La membrane sous - jacente était comme dans l'état naturel ; seulement elle offrait de légères traces de tuméfaction et de rougeur. La face était livide , les veines gorgées de sang ; les amygdales, le pharynx et les organes contenus dans la cavité du crâne , dans la poitrine et l'abdomen sans marques d'altération ; les poumons parfois un peu foncés en couleur et gorgés de fluides , mais toujours crépitans.

Si , comme l'autopsie cadavérique l'a prouvé, la maladie a eu son siége dans les voies aériennes, elle n'en a pas toujours occupé les mêmes points, (g) du moins pendant son développement : la variété *sthénique* a toujours envahi brusquement le larynx et la trachée, de manière à produire sur-le-champ les symptômes qui lui sont propres. L'autre variété

a semblé tantôt commencer par les amygdales, et
envahir successivement le larynx, la trachée et
les bronches; tantôt, au contraire, partir des bronches et suivre une marche inverse : je l'ai vue,
dans un cas, ne s'établir qu'après avoir présenté tous
les signes d'une péripneumonie, et dans un autre,
s'annoncer d'une manière non équivoque, être arrêtée
dans son développement et déterminer sur les poumons une véritable inflammation. Ces différences dans
le siége de la maladie m'ont semblé expliquer les
changemens qui sont souvent survenus dans la voix.

Sa nature ne m'a jamais paru douteuse ; je l'ai
toujours regardée comme une véritable inflammation susceptible de prendre des formes diverses,
qui ont constitué ses variétés. (h)

Traitement. (i) Autant étaient différentes les deux
espèces de croup que nous avons observées, autant
a dû varier le traitement convenable à chacune
d'elles. Des moyens salutaires dans un cas eussent
pu être mortels dans un autre : aussi a-t-il été
nécessaire de les modifier, non seulement suivant
la variété qu'on avait à combattre, mais encore
suivant le tems depuis lequel durait la maladie.

Dans la variété *sthénique*, une méthode de traitement en même tems antiphlogistique et pertur-
batrice, m'a semblé le mieux indiquée au début :
ainsi les saignées locales pratiquées au moyen des
sangsues, et répétées suivant le besoin, les vomitifs,
les vésicatoires, les pédiluves sinapisés, alternés avec

des bains chauds de tout le corps, étaient communé-
nément héroïques à cette époque de la maladie.
Si ces moyens ne produisaient pas promptement
un soulagement prononcé, ou si l'on se trouvait
appelé trop tard, on devait être réservé sur l'usage
des sangsues, et insister davantage sur les révulsifs,
auxquels il fallait joindre les frictions éthérées
ou ammoniacales, et les lavemens irritans ou purgatifs. Si la maladie persistait, on faisait prendre
quelquefois, par cuillerée, une potion préparée
avec une infusion émolliente et le tartrate de potasse
antimonié, l'ipécacuanha, à doses réfractées, ou l'oxi-
mel scillitique. On continuait ainsi jusqu'à la fin,
en observant quelques précautions que j'indique-
rai plus bas.

Dans la variété *asthénique,* on ne devait employer
les sangsues qu'au début, et toujours en petit
nombre; plus tard, elles étaient communément nui-
sibles. Le vomitif était particulièrement indiqué dans
ce cas : je l'ai vu suffire quelquefois pour arrêter
les progrès du mal. On insistait en même tems
sur l'usage des révulsifs employés sous toutes les
formes. C'est alors surtout qu'était utile la potion
préparée avec le tartre stibié et l'ipécacuanha, à
petites doses; presque toujours elle faisait éprouver du soulagement au malade, en provoquant
l'expuition ou le vomissement de mucosités qui
embarassaient l'estomac ou obstruaient l'orifice des
voies aériennes. Enfin, quand la faiblesse du sujet

et la prostration des forces étaient trop grandes, le camphre, le quinquina, les substances éthérées et aromatiques, produisaient quelquefois de bons effets.

Dans la variété *asthénique*, comme dans l'autre, le sulfure de potasse, le calomélas, le mercure employé en frictions, le polygala, et divers moyens, dont j'ai vu faire un assez fréquent usage, ne m'ont jamais paru jouir d'une grande efficacité. Lorsqu'il se manifestait des symptômes nerveux, on employait avec assez d'avantage l'assa-fœtida et le musc. Dans tous les cas, on devait mettre l'enfant à une diète sévère; ses boissons devaient être mucilagineuses, légèrement acidulées quand il existait de l'altération, et un peu diaphorétiques lorsqu'il n'y en avait pas. La température dans laquelle on le tenait, devait être moyenne et égale. Il fallait avoir le soin de proportionner le nombre des sangsues à la force du sujet et à l'intensité du mal; les plus grosses devaient être employées de préférence : le dégorgement qu'elles opéraient était plus prompt et plus actif. Ce moyen, au reste, était toujours nuisible quand il n'était pas utile. Toutes les fois que la maladie était arrivée à un certain degré, quand la suffocation devenue imminente par la présence de la membrane croupale, quand l'affaiblissement des forces et le gargouillement faisaient connaître que la mort était inévitable et prochaine, le mieux était de s'abstenir de toute espèce de médicamens. Presque toujours, à cette époque, quelque remède qu'on employât, soit à l'intérieur, soit à l'extérieur, les secousses et l'irritation qu'il produisait avaient toujours pour résultat d'accélérer la marche funeste de la maladie. Enfin, je dois répéter ici que le degré d'efficacité du traitement dépendait peut-être moins de sa nature, que de l'époque à laquelle on le mettait en usage. A l'apparition des premiers symptômes, il était presque toujours couronné par le succès; plus tard, il était fort incertain; quand la membrane croupale avait eu le tems de se former, le malade succombait constamment.

Je n'ai rien dit d'un moyen dont l'usage a été conseillé dans le cas où, tous les secours indiqués par l'art ayant été administrés sans succès, la mort se présentait comme un résultat inévitable de la marche du mal; je veux parler de la trachéotomie: je me suis trouvé souvent dans le cas de l'employer, plusieurs fois même les parens m'en ont prié; mais je n'ai jamais osé la mettre en pratique, je l'avoue: l'ouverture des cadavres m'avait trop bien convaincu qu'il eût été impossible d'enlever en totalité une membrane qui tapissait presque toute l'étendue des voies aériennes, et y adhérait dans plusieurs points; je n'ignorais pas que cette opération, pût-elle être pratiquée sans danger, n'agit jamais que sur un effet de la maladie, sans en attaquer le principe; enfin j'étais loin d'être encouragé par les résultats de la pratique: on sait qu'il

n'existe aucun exemple de trachéotomie pratiquée
avec succès dans un cas de croup bien avéré.

Comme les complications n'ont guère consisté
qu'en des angines pharyngées ou tonsillaires, elles
n'ont exigé de modifications que dans le traitement local de ces affections. Il était seulement nécessaire d'observer, avec le plus grand soin, si l'angine
n'avait pas de tendance à devenir grangréneuse,
afin de pouvoir employer à propos les toniques
et les stimulans convenables à cet état; l'usage intem-
pestif ou immodéré des débilitans produisait toujours, dans ce cas, une *asthénie* infailliblement
mortelle.

Moyens prophylactiques. La difficulté de déterminer les causes de la maladie a rendu fort petit
le nombre des précautions qu'on a pu mettre en
usage pour en préserver les enfans : cependant,
comme la faiblesse a paru la produire fréquemment, on a conseillé l'usage de tout ce qui pouvait
tendre à diminuer les effets ou à prévenir les
progrès de cet état; ainsi on a recommandé de
ne point trop exposer les enfans au froid; de les
tenir vêtus chaudement; de leur faire prendre
autant d'exercice que pouvaient le permettre leur
âge et leurs forces, et de favoriser, par des frictions
sèches, le jeu des fonctions de la peau. Comme,
en outre, la maladie succédait souvent à des
catharrhes pulmonaires ou à des angines, on conseil-
lait, à la moindre apparition des symptômes propres

à ces maladies, d'en venir promptement à l'emploi du traitement qui pouvait leur convenir. Enfin, quand quelques signes douteux pouvaient faire craindre l'imminence du croup, nous avons, suivant l'urgence des cas, employé les vomitifs, les bains chauds, les sangsues ou les vésicatoires. On a prévenu par là beaucoup de croups; on en a même guéri quelques-uns dont les symptômes obscurs ne sauraient être rendus appréciables par une description, mais qu'un médecin exercé ne pouvait méconnaître. Ces précautions, au reste, n'ont pas toujours été infaillibles : nous avons vu plus d'une fois le croup atteindre et frapper de mort des enfans chez lesquels on les avait mises en usage avec le plus grand soin. Je pense même qu'on ne devrait les employer rigoureusement que dans une épidémie ; et, dans ce cas, peut-être, le plus sûr serait-il d'éloigner les enfans du lieu où elle régnerait.

Tels sont les phénomènes généraux qui ont caractérisé la maladie ; présentons maintenant quelques exemples particuliers des diverses formes qu'elle a revêtues.

Première observation.

Le 26 août, je fus appelé pour voir L. S. ; malade depuis plusieurs jours ; cet enfant, âgé de onze ans, d'un tempérament lymphatique et d'une constitution faible, avait éprouvé, à la suite de coups reçus sur la poitrine , un petit crachement de sang et une difficulté de respirer qui n'avait fait qu'augmenter jusqu'au moment où je le vis. A cette époque, la face était pâle, la respiration pénible et précipitée ; il y avait une légère douleur à la gorge, et un peu de fièvre ; la toux était rare et éminemment croupale , la voix rauque et singulièrement affaiblie , l'intérieur de la gorge comme dans l'état naturel, et la déglutition libre; on remarquait deux tumeurs glanduleuses aux côtés du col. Il ne me fut pas difficile de reconnaître un croup *asthénique* déjà avancé. Quelques sangsues furent appliquées sans produire de soulagement marqué. Bientôt après, on administra un vomitif, qui fit expulser beaucoup de mucosités, et l'on prescrivit l'usage des boissons mucilagineuses. Le lendemain, même état. *(Application d'un vésicatoire à la gorge, frictions éthérées, et prescription du sulfure de potasse.)* Le soir, les accidens redoublent, la voix s'affaiblit encore davantage; la respiration ne s'opère qu'au moyen des efforts les plus pénibles. *(Application de sinapismes aux jambes.)* Bientôt la respiration devient stertoreuse, la soif inextinguible; la partie supérieure du tronc se couvre de sueurs; le pouls devient plus petit et plus fréquent ; la voix s'éteint presqu'entièrement, et la mort survient vers la fin de la nuit. Pendant toute la durée de la maladie , l'enfant avait conservé l'usage des facultés intellectuelles.

Réflexions. Ce malade est le premier que l'épidémie a frappé ; le thermomètre était alors à 29
degrés au-dessus de zéro. Chez lui, l'affection avait
évidemment commencé par les poumons.

Deuxième observation.

Vers la fin du mois d'août, M. G., âgée de 10
ans , d'un tempérament lymphatique et d'une
constitution délicate , fut prise d'un gonflement aux
amygdales , qu'on apperçut seulement lorsqu'il fut
considérable. Ce gonflement n'avait été accompagné
jusques-là que de peu de douleur. Quand je vis
la malade pour la première fois, le 27 au soir,
elle avait les amygdales tuméfiées et légèrement
douloureuses ; il y avait un peu de toux croupale ;
le pouls était petit et lent , sans chaleur à la
peau ; la déglutition s'exécutait difficilement ; la
respiration était manifestement *filée* , c'est-à-dire,
caractérisée par une inspiration pénible , suivie
d'une expiration lente et prolongée ; la soif était
nulle.

La douleur de gorge et la difficulté de respirer
me déterminèrent à l'application de quelques
sangsues, qui ne produisirent aucun soulagement.
Le lendemain , l'état était le même. (*Vomitif* ,
vésicatoire à la gorge , gargarisme détersif).
Bientôt les amygdales prennent une teinte rosée
et blafarde , et se tuméfient davantage. Le soir,
épistaxis abondant. (*Boissons acidulées et frictions*

ammoniacales). Le 29 au matin, respiration des plus difficiles, suffocation imminente; dans la journée, rupture des amygdales, qui détermine, par la bouche et les narines, l'évacuation abondante d'un fluide ichoreux. (*Potion tonique préparée avec le quinquina.*) La suffocation se dissipe et fait place au mode de dyspnée observé dans le principe; la voix s'affaiblit et devient rauque; la toux conserve toujours le caractère croupal; des pétéchies se montrent sur diverses parties du corps; le pouls devient plus petit et plus fréquent, la respiration stertoreuse, et l'on observe bientôt les signes avant-coureurs de la mort, qui survient dans la nuit sans être accompagnée de beaucoup d'agitation.

Réflexions. Quand la maladie a frappé le sujet de cette observation, la température était à 28 degrés. L'affection à laquelle il a succombé était manifestement un croup compliqué de l'angine dite de FOTERGILL, qu'on désigne aussi sous le nom de gangréneuse. Je présenterai plus bas un exemple d'angine gangréneuse proprement dite.

Troisième observation.

Sur la fin du mois d'août, A. H. V., âgée de 7 ans, remarquable par la faiblesse de sa constitution, éprouva, pendant plusieurs jours, une légère toux, accompagnée de gêne dans la respiration, et d'un sentiment de prurit à la gorge. Cet état

ayant pris plus d'intensité le premier septembre,
on m'appela auprès de la malade dans la soirée
de ce jour : je lui trouvai la face très - pâle ; il
n'y avait point de fièvre ; il existait peu de douleur
à la gorge ; la respiration était sifflante et *filée*,
et l'on remarquait un peu de toux croupale. L'intérieur de la gorge n'offrait rien de particulier ;
la langue était blanche ; la déglutition libre, et
la malade n'était pas altérée. A la nature des
symptômes et aux progrès qu'ils avaient faits pendant la journée, il ne me fut pas difficile de
reconnaître un croup *asthénique* avancé ; que je
devais regarder comme mortel ; je l'annonçai aux
parens, qui étaient loin de s'y attendre. Cependant,
à cause de la douleur de gorge et de la difficulté
de respirer, je fis appliquer quelques sangsues ;
un vomitif fut administré presque en même tems,
le tout sans produire de soulagement; on prescrivit,
pour la nuit, des boissons délayantes et mucilagineuses. Le 2 au matin, l'état était le même ; seulement la respiration était plus fréquente et la voix
assez rauque. (*Pédiluves sinapisés, vésicatoire à la
nuque, et sulfure de potasse donné à l'intérieur.*)
Dans la journée, point d'amélioration. (*Frictions
éthérées, potion propre à exciter des nausées.*)
Vers le soir, la toux augmente de violence ; la voix
s'affaiblit extraordinairement ; le pouls devient plus
petit et plus fréquent ; la partie supérieure du corps
se couvre de sueurs, le gargouillement se manifeste,

la soif s'établit et la malade meurt au milieu de la nuit, en conservant jusqu'à la fin l'usage des facultés intellectuelles.

Autopsie cadavérique. A l'ouverture du cadavre, que je pratiquai avec le Docteur GADON, nous trouvames la face pâle et livide, les veines du cou gorgées de sang, les amygdales et l'intérieur du pharynx sains, l'épiglotte et la partie supérieure du larynx environnés d'une assez grande quantité de mucosités écumeuses. Les sinus du larynx étaient tapissés par une membrane blanche, lisse, épaisse d'une demi - ligne environ, qui adhérait à la partie supérieure du larynx, et se continuait dans la trachée - artère et les bronches. La membrane muqueuse offrait quelques traces de rougeur; les poumons étaient gonflés et crépitans; les autres viscères contenus dans la poitrine et ceux que renfermaient le crâne et l'abdomen ne présentaient aucune marque d'altération.

Dans cette observation, on a pu remarquer la lenteur avec laquelle a marché la maladie, et sa bénignité apparente. Nous rapporterons plusieurs cas semblables.

Quatrième observation.

Quelques jours après la mort de M. G. *(2.e observ.),* je fus appelé pour donner des soins à sa jeune sœur, âgée de 6 ans. Cette enfant, d'un tempérament

lymphatique., mais d'une bonne complexion, présentait tous les signes d'un croup *asthénique* à son
début. La face était pâle, le pouls petit, la douleur de gorge assez forte, la respiration difficile et
filée. Les parens, éclairés par une funeste expérience,
appelèrent les secours de l'art aux premiers signes
de la maladie; aussi, quand je vis l'enfant, les symptômes n'étaient - ils pas encore fort intenses : il n'y
avait pas de fièvre ; le pharynx et les amygdales
étaient sains ; il existait un peu de toux croupale,
et la soif était à peu près nulle. L'application de
quelques sangsues et l'administration d'un vomitif,
produisirent un mieux sensible. Le soir, un vésicatoire fut appliqué à la nuque. Le lendemain, les
symptômes avaient beaucoup perdu de leur intensité;
il restait seulement de la toux et de la douleur
à la gorge, qui ne tardèrent pas à disparaître
par l'usage des mucilagineux.

Réflexion. Cette observation offre un exemple
de la facilité avec laquelle le croup *asthénique*
pouvait se dissiper quand on l'attaquait assez tôt;
l'enfant qui en fait le sujet et sa sœur habi-
taient un petit village qui touche presque à la ville,
du côté de l'ouest.

Cinquième observation.

V. V., âgée de 5 ans, d'une constitution faible,
et rachitique, était tourmentée depuis plusieurs

jours par un corysa accompagné de toux, de mal-
laise général, d'une douleur de gorge assez forte,
d'une difficulté de respirer qui allait toujours
croissant, et de perte d'appétit. On donna un
vomitif et l'on appliqua des sangsues à la gorge,
La petite malade éprouva, par l'emploi de ces
moyens, de l'amélioration dans son état. Le sur-
lendemain, 11 septembre ; il survint quelques
vomissemens, de la fièvre, plus de gêne dans la
respiration, et la toux prit le timbre croupal. On
administra un nouveau vomitif, qui provoqua la
sortie de beaucoup de mucosités bilieuses. Dans
la journée, la face, habituellement peu colorée,
se trouva plus pâle encore que de coutume ; la
voix devint rauque et s'affaiblit singulièrement.
(*Vésicatoire au cou*, *potion émétisée.*) Le 12,
jour auquel je vis la malade pour la première fois,
l'état était à peu près le même. (*Sulfure de potasse,
pédiluves sinapisés, frictions éthérées.*) Le soir,
exacerbation de tous les symptômes, extinction presque complète de la voix, petitesse extrême du
pouls, sueurs sus-diaphragmatiques, gargouillement,
mort dans la nuit. Les facultés intellectuelles
n'éprouvèrent pas d'altération pendant la durée de la
maladie; la déglutition resta toujours libre ; l'enfant
prit avec avidité quelques alimens avant de mourir.

V. V. a offert encore un exemple remarquable
de la lenteur avec laquelle les symptômes du croup
asthénique se sont développés,

Sixième observation.

Le 12 septembre , j'eus l'occasion de voir G., âgée
de 7 ou 8 ans , qui depuis la veille souffrait d'un
assez grand mal de gorge. Cette enfant n'avait pas
de fièvre ; son visage était pâle ; elle se plaignait
de douleur au cou ; on entendait de fréquens
éclats de toux croupale ; la respiration était *filée*,
la langue blanche, le pouls petit, la voix un peu
rauque : je fis appliquer quelques sangsues et administrer un vomitif qui provoqua l'expulsion de
mucosités abondantes ; à l'instant même il y eut
une amélioration sensible dans l'état de la malade.
Le soir , je fis placer un vésicatoire à la nuque
et je prescrivis les boissons émollientes. La nuit fut
assez bonne. Le lendemain , les accidens étaient
singulièrement diminués ; il subsistait seulement
un peu de toux et d'altération dans la voix, que
l'usage des mucilagineux ne tarda pas à dissiper.

Septième observation.

A peu près dans le même tems , L. D., âgée
de 4 ans, présenta pendant plusieurs jours tous
les signes d'un catarrhe pulmonaire, qu'on jugea
trop peu grave pour mériter des soins. Cet état
ayant pris plus de gravité, la nature de la respiration
indiquant de *l'engouement* dans les bronches, on administra un vomitif qui produisit l'évacuation
d'une grande quantité de matières muqueuses ; il

survint des sueurs abondantes et un soulagement
assez prononcé ; les symptômes cependant sub-
sistaient toujours en partie : on mit la petite malade
à l'usage d'une potion pectorale et émolliente
légèrement émétisée, et l'on plaça un vésicatoire
au bras. Bientôt, par l'effet de causes qui n'ont
pu être appréciées, l'irritation bronchique gagna la
trachée - artère et le larynx; de véritables signes
de croup se manifestèrent. Le 16 septembre, je
fus appelé auprès de l'enfant. Elle avait beaucoup
de toux croupale ; la respiration était sifflante et
pénible, la voix rauque, la face pâle, le pouls
à peu près comme dans l'état naturel. Il y avait
encore des sueurs, et il n'existait de douleur sur
aucun point des voies aériennes; on ne remarquait ni
soif, ni difficulté pour avaler ; le vésicatoire était
recouvert d'une couenne blanchâtre : la grande
débilité de la malade , jointe au caractère *asthénique* de l'affection , ne permit pas de songer à
l'application des sangsues ; on s'en tint aux révulsifs ; ainsi l'on prescrivit les pédiluves sinapisés ,
les frictions éthérées et les lavemens purgatifs. Le
lendemain , l'état étant le même , on plaça un
vésicatoire au cou et des sinapismes aux jambes.
Le soir, il y a expulsion d'un fragment de tube membraneux qui produit du soulagement (le même
phénomène s'était déjà répété plusieurs fois) ;
pendant la nuit, les accidens redoublent. Le 18 ,
la fièvre devient plus forte , et le gargouillement se

prononce d'une manière sensible. *(Mêmes moyens.)* Dans la journée, il survient un dégoût invincible pour toute espèce de boissons. Le soir, il se manifeste quelques mouvemens convulsifs. *(Musc administré à l'intérieur et en lavemens.)* Bientôt la voix s'éteint presque complètement ; les signes avant-coureurs de la mort s'établissent, et l'enfant succombe dans la nuit.

Réflexion. Cette observation présente un exemple remarquable des dangers inséparables du retard qu'on apporte dans le traitement du croup. Si, au lieu de s'endormir dans une fausse sécurité, les parens eussent réclamé les secours de l'art lorsqu'on ne voyait encore chez l'enfant qu'un simple catarrhe, nul doute que la maladie n'eût pas eu une issue funeste: l'application des sangsues, à cette époque, l'eût probablement enrayée dans sa marche.

Huitième observation.

Le 6 octobre, on m'appela pour voir V., âgé de 5 ans. Cet enfant, d'une constitution fort délicate, éprouvait tous les symptômes d'un croup *asthénique* caractérisé par une difficulté de respirer qui s'était manifestée insensiblement, une douleur de gorge assez vive, la pâleur du visage et un peu de toux croupale ; le pouls était fréquent, mais il n'y avait pas d'altération : quelques sangsues furent appliquées au cou, et l'on administra un vomitif ; il en résulta un soulagement assez marqué. Le soir, une partie des accidens subsistait encore : un vésicatoire fut appliqué à la nuque ; le pouls s'éleva , il s'établit un mouvement fébrile que suivirent des sueurs abondantes. Le lendemain, il ne restait plus qu'un peu de toux et de douleur à la gorge, que les boissons gommeuses ne tardèrent pas à dissiper.

Neuvième observation.

Dans le courant du même mois , on apporta chez moi une petite fille, T. C. , âgée de 7 ans, d'un tempérament sanguin et d'une très-forte complexion. Cette enfant avait éprouvé la veille , surtout dans la soirée , des accès de toux croupale accompagnés d'une si grande gêne dans la respiration , qu'ils avaient fait craindre pour ses jours. Un peu de calme avait succédé à cet état ; c'est alors que je la vis : le visage était rouge et enflammé, les yeux saillans, la respiration sifflante et pénible, la toux violente et éminemment croupale , la voix rauque, le pouls élevé et la soif grande. Les amygdales étaient saines et la déglutition libre. Je fis aussitôt appliquer des sangsues à la gorge, et , immédiatement après , placer un vésicatoire à la nuque ; le lendemain , il y eut un soulagement prononcé : un vomitif fut alors administré , et la petite malade se trouva encore mieux. Cependant, la douleur de gorge persistait toujours , et la respiration était encore difficile : les sangsues furent de nouveau mises en usage ; le jour suivant, même état ; une troisième application de sangsues dissipa presqu'entièrement tout ce qui subsistait de signes de la maladie. Il ne resta plus qu'un peu d'enrouement qui disparut au bout de quelques jours.

Cette observation a offert le cas de croup *sthénique* ou *inflammatoire* le mieux prononcé que j'aie remarqué pendant la durée de l'épidémie.

Dixième observation.

Le 13 novembre, G. F., âgée de 4 ans, d'un tempérament éminemment lymphatique, fut prise d'une gêne dans la respiration accompagnée de toux et de douleur au cou, sans soif ni difficulté d'avaler. On appliqua quelques sangsues qui ne produisirent l'évacuation que de peu de sang, et l'on administra un vomitif par l'action duquel l'enfant rendit beaucoup de mucosités. Le lendemain, les symptômes semblant augmenter d'intensité, on applique un vésicatoire à la nuque. Le soir, l'état s'aggrave encore. Pendant la nuit, la voix déjà un peu rauque s'affaiblit singulièrement ; la difficulté de respirer augmente ; le pouls devient fréquent, et le gargouillement s'établit : cet état dure jusque dans la matinée du 16, époque à laquelle je vis la petite malade pour la première fois. Son visage présentait alors des alternatives de pâleur et de rougeur qui indiquaient l'imminence d'une véritable

strangulation : il n'était plus tems de rien prescrire..
La mort arriva vers midi.

Onzième observation.

M. R. D. C., âgée de 4 ans, remarquable par la faiblesse de sa constitution et la précocité de son intelligence ; ressentit, vers la fin de novembre, un léger corysa accompagné d'un peu de gêne dans la respiration. L'état saburral de la langue et la perte de l'appétit déterminèrent à donner un vomitif qui provoqua abondamment l'expulsion de matières visqueuses ; le même jour, on appliqua des sangsues à la gorge. La petite malade éprouva pendant un ou deux jours un soulagement assez prononcé. Le 28, elle s'exposa au froid et à l'humidité : il se manisfesta alors de la toux , et la difficulté de respirer devint plus grande. Le soir, les accidens augmentant de violence à chaque instant, on réunit auprès de la malade plusieurs médecins , au nombre desquels je me trouvai.

A cette époque , la respiration était pénible , sifflante et *filée*, la toux rare et légère , mais croupale , la voix affaiblie et un peu rauque , le visage pâle , le pouls comme dans l'état naturel , les amygdales tuméfiées et recouvertes de mucosités tenaces ; il n'existait pas de soif. Nous reconnumes un croup *asthénique* dont l'issue fut jugée mortelle.

On appliqua sur-le-champ un assez grand nombre

de sangsues au cou; on administra ensuite un vomitif, et peu de tems après on plongea les pieds de l'enfant dans un bain sinapisé. Au bout de quelques heures , on plaça un vésicatoire à la nuque ; on prescrivit des boissons délayantes et une potion émétisée, donnée à petites doses. Tous ces moyens, au lieu de produire du soulagement , ne firent qu'aggraver les symptômes en ajoutant à la faiblesse de l'enfant. On essaya le mercure doux, mais on n'en continua pas l'usage. Pendant la nuit , les symptômes prirent une nouvelle intensité; le lendemain , 29, la respiration était précipitée, le pouls plus accéléré, la voix presqu'éteinte , la toux toujours rare mais de plus en plus croupale , la face tout-à-fait décolorée ; on employa , sans succès, le sulfure de potasse et les frictions éthérées. Bientôt on vit se manisfester les signes avant-coureurs de la mort, et la petite malade expira vers le soir , sans que ses facultés intellectuelles eussent éprouvé la moindre altération.

Réflexions. La petite D.C. avait éprouvé, quelques mois auparavant, de véritables symptômes de croup qui avaient cédé à l'application des sangsues. Dans le croup auquel elle a succombé, peut-être a-t-on fait usage de ce moyen avec trop peu de ménagemens, en raison de la grande faiblesse de l'enfant; le cas , au reste , était essentiellement mortel à l'époque où le traitement a été commencé.

Douzième observation.

F. P., âgée de 6 ans, ayant un tempérament nerveux et sanguin, une constitution fort délicate, et les joues habituellement colorées, me fut apportée le 11 décembre pour un mal de gorge qui la tourmentait depuis la veille. Je trouvai de la tuméfaction aux amygdales, et un peu de gêne dans la respiration; la face était plus rouge et plus animée que de coutume. Il n'y avait pas de fièvre. Je fis appliquer sur-le-champ des sangsues au cou. Cette évacuation de sang produisit tant de soulagement, que F. P. put jouer dans la rue pendant toute la journée du lendemain. Mais le soir, soit par l'effet de l'impression de l'air qui était un peu froid, soit par toute autre cause, les accidens augmentèrent considérablement; il se manifesta de la toux croupale, et la difficulté de respirer augmenta; le 13 au matin, ils étaient les mêmes; de plus, la langue était très-blanche : je fis administrer un vomitif qui produisit peu d'effet. La douleur de gorge augmenta encore; le pouls se développa; le visage se colora davantage; une nouvelle application de sangsues eut lieu. Le soir, la toux fut violente et la respiration plus difficile. (*Mercure doux, vésicatoire à la nuque.*) Le 14, la face était pâle, la voix affaiblie, le pouls petit et fréquent. (*Frictions ammoniacales, pédiluves sinapisés, lavemens irritans, usage continué du calomélas.*) Le soir, exacerbation de tous les symptômes, répugnance insurmontable pour toute espèce de boissons. Bientôt, signes avant-coureurs de la mort, qui survient vers la fin de la nuit, au milieu de l'agitation la plus violente. Cette enfant était remarquable par la précocité de son intelligence; elle la conserva saine pendant la durée de la maladie.

Treizième observation.

Le 6 janvier 1822, je fus prié de donner mes soins à F. P. : cet enfant, âgé de 7 ans, d'un tempérament lymphatique et d'une assez faible complexion, éprouvait depuis quelques jours de la gêne dans la respiration, accompagnée de toux, de douleur à la gorge et d'un peu de fièvre. Quand je le vis, la face était pâle, la respiration sifflante et *filée*, la toux fréquente et croupale, le pouls petit et accéléré, la déglutition libre. A la nature des symptômes, je reconnus un croup *asthénique* que je jugeai mortel; je prescrivis pourtant un vomitif qui fit rendre beaucoup de mucosités : aussitôt après, la douleur du cou étant la même, je fis appliquer sur cette partie quelques sangsues qui produisirent un peu de soulagement. Un peu plus tard, on plaça un vésicatoire à la nuque. Le soir, les symptômes s'étaient singulièrement aggravés. (*Mercure doux, lavemens purgatifs, sinapismes aux jambes.*) Rien ne peut arrêter les progrès du mal; les symptômes avant-coureurs de la mort se manifestent bientôt, et l'enfant meurt dans la nuit, sans avoir perdu un instant l'usage des facultés intellectuelles.

Remarque. J'ai toujours regardé la maladie de cet enfant comme essentiellement mortelle à l'époque où il reçut les premiers secours de l'art; la température était alors à 6 degrés au-dessous de zéro.

Quatorzième observation.

J. B. D., âgé de 4 ans, d'un tempérament lymphatique, mais d'une constitution en apparence assez forte, ayant habituellement la voix un peu rauque et le visage coloré, avait été pris vers le commencement de décembre d'un peu de toux accompagnée d'engorgement aux ganglions sous-maxillaires; le tout avait été dissipé par l'application de quelques sangsues, un vomitif et des cataplasmes émolliens.

Quelques jours avant le 7 janvier, il se manifesta un peu de toux, bientôt accompagnée de difficulté de respirer et de douleur au cou. L'enfant conservait d'ailleurs sa gaîté et son appétit ordinaires. Dans la soirée du 25, la difficulté de respirer augmenta et la toux devint plus violente; je vis alors l'enfant pour la première fois : il était dans un accablement extraordinaire; il y avait beaucoup de toux croupale, une douleur de gorge assez forte; la respiration était *filée*, le pouls fréquent,

le visage pâle , la voix faible et rauque , la langue
blanche , la déglutition libre. Il me fut aisé de
reconnaître un croup *asthénique* qui avait fait
des progrès mortels. On appliqua sur-le-champ
des sangsues à la gorge, et aussitôt après on administra un vomitif : l'enfant n'éprouva pas de
soulagement. Le 26 au matin, l'état était le même.
(*Vésicatoire au cou* , *frictions ammoniacales*,
potion émétisée.) Bientôt les accidens augmentent
d'intensité. (*Mercure doux.*) Le soir, la respiration
était plus pénible , le pouls plus précipité , et la
voix presqu'éteinte ; quelques mouvemens convulsifs
se manifestent.(*Lavemens d'assa-fœtida.*) Plus tard,
l'enfant prend un dégoût invincible pour toute espèce
de boissons , et son état devient une affreuse agonie
qui se termine par la mort vers la fin de la nuit.
Pendant tout ce tems , les facultés intellectuelles
conservèrent leur intégrité.

A l'ouverture du cadavre , que je fis de concert
avec le Docteur MICHELLET, on trouva la face livide,
le cou tuméfié , et les veines gorgées de sang.
Le larynx , la trachée-artère et les bronches étaient
recouverts d'une membrane assez épaisse, blanchâtre
et rosée, se rompant facilement à la moindre trac-
tion , fortement unie au larynx ; La muqueuse des
voies aériennes présentait quelques traces d'engorgement. La glotte était presqu'entièrement bou-
chée par des concrétions muqueuses , fort tenaces.
Le fibro-cartilage épiglottique était enveloppé de

mucosités écumeuses. Les amygdales et l'intérieur de la gorge n'offraient rien de particulier ; les poumons étaient grisâtres et crépitans ; les viscères contenus dans les trois grandes cavités ne présentaient aucune marque d'altération.

Le croup auquel a succombé J. B. D. a , comme la plupart des autres croups *asthéniques* , marché sourdement pendant plusieurs jours ; s'il eût été aperçu dans le principe , je suis persuadé que l'enfant n'eût pas péri.

Quinzième observation.

L. F. âgé de 5 ans , offrant les signes d'une faible complexion , avait ressenti , dans la journée du 27 janvier , quelques envies de vomir , un malaise insupportable, et un peu de toux qui n'offrait rien de particulier ; le soir , il fut pris subitement d'une difficulté de respirer assez grande. Ses parens ayant cru reconnaître la présence du croup me firent appeler aussitôt. En arrivant je trouvai l'enfant avec un peu de fièvre , ayant la respiration pénible et sifflante ; pendant le sommeil , on entendait un ronflement extraordinaire interrompu par des accès violens de toux croupale. Le pouls était petit et fréquent , la langue blanche , et il existait toujours des envies de vomir. Je fis administrer sur-le-champ un vomitif qui produisit l'expulsion de mucosités bilieuses ; l'enfant fut soulagé au même instant. Cependant, la toux et la difficulté

de respirer persistèrent encore. Pendant la nuit, il
y eut quelques sueurs : le matin, l'état étant
à peu près le même, on fit prendre un bain chaud
qui provoqua de nouvelles sueurs et un mieux
plus prononcé. Dans la journée, les symptômes
perdirent encore de leur intensité ; le soir , on
donna un autre bain chaud qui les dissipa presqu'entièrement, et la guérison ne tarda pas à arriver
par l'usage continué des mêmes moyens et des
mucilagineux.

Remarque. Cette observation a présenté un exemple de croup réunissant plusieurs des caractères
propres aux deux variétés que j'ai indiquées. On
a vu avec quelle facilité il s'est dissipé par l'usage
d'un vomitif et des bains chauds de tout le corps.

Seizième observation.

A. C. , âgée de 4 ans, d'un tempérament nerveux et d'une assez forte constitution , remarquable
par le développement de son intelligence , présenta , dans la soirée du 2 février, tous les signes
d'un croup à son début , auquel il ne fut possible
d'opposer les secours de l'art que plusieurs heures
après son apparition. On administra , au milieu
de la nuit, un vomitif qui produisit un soulagement
marqué. Dans la matinée, l'enfant se trouva assez
bien. Vers le milieu de la journée, les accidens ayant
pris de la violence , on appliqua des sangsues au
cou , qui amenèrent encore de l'amélioration dans

les symptômes. Sur le soir, cet état étant devenu plus grave , on fit prendre un nouveau vomitif ; on prescrivit le calomélas à doses légères, et l'on plaça un vésicatoire à la gorge. La nuit fut mauvaise. Le 4 au matin , époque à laquelle je vis la petite malade pour la première fois , la toux était croupale , forte et fréquente ; la respiration sifflante et *filée* ; la face pâle , le pouls développé et fréquent, la douleur de gorge assez forte. Il était aisé de reconnaître que le croup avait fait des progrès mortels. On continua l'usage du mercure doux, auquel on joignit bientôt l'infusion de polygala et une potion légèrement émétisée ; on fit prendre en outre des bains de pieds sinapisés. Dans la journée , il se manifesta une légère rémission , qui ne se soutint pas. Le soir, il survint une violente exacerbation. *(Continuation des mêmes moyens et, en particulier, des rubéfians.)* Pendant la nuit, l'état s'aggrava encore davantage, et le lendemain, il se trouva converti en une douloureuse agonie que la mort vint terminer à l'approche de la nuit.

L'enfant qui fait le sujet de cette observation n'avait éprouvé que peu d'altération pendant le cours de sa maladie; quelques instans avant d'expirer, elle prit avec avidité plusieurs verres de lait. Elle avait déjà présenté quatre fois des symptômes de croup bien caractérisé.

4

Dix-septième observation.

Le 8 février, je fus appelé, sur les onze heures du soir, pour voir le petit P. Cet enfant, âgé de 3 ans environ, d'une constitution assez forte, était tourmenté depuis le matin par une toux violente, accompagnée de gêne dans la respiration. Le soir, ces accidens avaient augmenté d'intensité, et l'enfant s'était plaint de mal à la gorge ; c'est dans cet état que je le vis : il avait la face pâle ; on remarquait de l'accélération dans le pouls et de la douleur au cou ; la respiration était sifflante, *filée* et fréquemment interrompue par des éclats de toux croupale ; je reconnus un croup *asthénique* à son début.

Je fis administrer un vomitif vers la fin de la nuit ; l'enfant en éprouva un soulagement marqué. J'avais prescrit, pour la journée, divers moyens antiphlogistiques et révulsifs qui ne furent pas employés ; le soir, il y eut une exacerbation violente ; la douleur de gorge augmenta ; le gargouillement se manifesta ; la respiration devint plus pénible, et la toux plus fréquente. Quelques sangsues furent appliquées à la gorge, et après leur chute, un vésicatoire fut placé à la partie antérieure du cou ; les jambes de l'enfant furent plongées dans un bain sinapisé : il survint une amélioration sensible. Le lendemain, on fit prendre un bain chaud de tout le corps, qui détermina des sueurs abondantes ; on continua pendant quelques jours l'usage des bains chauds et des pédiluves sinapisés donnés alternativement : les accidens se dissipèrent peu à peu.

Dix - huitième observation.

M. D. B., âgée de 13 mois, fut réveillée plusieurs
fois, dans la soirée du 16 février, par des accès de
toux accompagnés d'une sorte de ronflement dans
la respiration, qui firent craindre à ses parens
qu'elle ne fût en proie à une attaque de croup.
Arrivé auprès de la petite malade sur les 11 heures,
j'y trouvai le Docteur MICHELLET, qui n'avait pu
méconnaître un accès de croup à son début : la
respiration était pénible, la face pâle, la toux
forte et croupale ; l'enfant ne tetait qu'avec une
difficulté et une répugnance extrêmes.

Quatre sangsues furent appliquées sur-le-champ
autour du cou ; en même tems, on administra
un vomitif qui provoqua la sortie de beaucoup
de matières muqueuses. Les sangsues déterminèrent
une évacuation de sang si abondante, qu'il fut
nécessaire de l'arrêter. Cependant il y eut une
amélioration marquée dans l'état de l'enfant : le
matin, il subsistait encore de la gêne dans la respiration et un peu de toux croupale ; un vésicatoire
fut appliqué à la partie antérieure du cou. Dans
le courant de la journée, la petite malade prit le
teton comme à l'ordinaire ; les accidens se dissipèrent peu à peu, et il ne resta plus qu'une

toux catarrhale accompagnée de fièvre qui dura
pendant quelques jours.

Le croup dont cette enfant a été atteinte était
manifestement inflammatoire et des plus violens ;
on voit avec quelle facilité il a cédé à des moyens
convenables administrés en tems opportun.

Dix - neuvième observation.

Dans les premiers jours de mars, G. B., âgée de
18 mois , d'un tempérament lymphatique , d'une
complexion molle , et remarquable par beaucoup
d'embompoint , éprouva , au pli de la cuisse, cette
sorte d'irritation qui fait dire que les enfans se
coupent. Il se manifesta en même tems un peu
de toux ; bientôt les amygdales se tuméfièrent et
une douleur légère se fit ressentir à la gorge. On
administra un vomitif qui n'eut aucun effet salu-
taire. Le lendemain, la douleur de cou persistant ,
on appliqua quelques sangsues, qui ne produisirent
également aucun soulagement. On prescrivit des
gargarismes détersifs. Bientôt la toux prit le caractère croupal sans que la difficulté de respirer
fût grande : on appliqua un vésicatoire au cou.
Le 9 , le pli de l'aine s'excorie et prend une teinte
blanchâtre ; en même tems , les amygdales se
tuméfient davantage et s'ulcèrent visiblement. Le
pouls devient petit et plus accéléré , la bouche
exhale une odeur fétide. *(Gargarismes toniques ,
frictions éthérées.)* Bientôt les ulcères des amygdales

prennent le caractère gangréneux ; les excoriations
de la cuisse se couvrent d'une couenne blanchâtre
qui devient bientôt blafarde et gangréneuse ; les
forces s'affaiblissent ; le pouls est presque nul, la
toux de plus en plus croupale ; le gargouillement
s'établit et la mort survient dans la journée du 10.
L'enfant était restée assez calme jusqu'à la fin.

Ce cas présentait un exemple bien prononcé
d'angine gangréneuse compliquant le croup.

Nota. J'ai recueilli, pendant la durée de l'épidémie, plusieurs autres observations de croup offrant
diverses formes de la maladie ; mais comme elles
n'ajouteraient rien, pour le fond, aux faits que je
viens de citer, je m'abstiendrai de les rapporter ici.

NOTES.

(a) Si, pour que le nom d'épidémique soit applicable à une
maladie, il suffit, comme le pense M. ROYER-COLLARD, qu'elle
se manifeste tout-à-coup dans un pays où elle n'avait jamais régné
que sporadiquement, et qu'en quelques mois elle y frappe un assez
grand nombre d'individus dans l'étroite enceinte d'une fort petite
ville, jamais cette dénomination n'a mieux convenu qu'à la maladie
qui fait le sujet de cet écrit. Cependant, à cause de la conco-
mitance de l'affection catarrhale qui l'a souvent compliquée, peut-
être pourrait-on la regarder comme ayant été *intercurrente* ou
catastatique, pour me servir d'expressions employées par
SYDENHAM et DOUBLE à peu près dans le même sens.

Depuis l'impression de cet ouvrage, il s'est présenté à Guéret de nouveaux exemples de croup, comme s'il avait de la tendance à y devenir *stationnaire*.

Il n'a jamais été contagieux.

(b) Dans le courant de cette année, les bec-croisés (*Loxia versicolor*) se sont montrés en troupes nombreuses aux environs de Guéret, sans qu'on connaisse les causes qui les y ont attirés. Comme ces oiseaux naissent et vivent dans des lieux froids, comme ils ne viennent dans ce pays que fort rarement et toujours en petit nombre, ne peut-on pas présumer qu'on ne les y a vus qu'à cause d'une disposition de l'air qui lui a donné des rapports avec celui de leur pays natal, et qui a plus ou moins contribué au développement de l'épidémie chez des êtres faibles, encore à peine *acclimatés* à la vie ? Cet état n'a pas résidé dans la température appréciable de l'atmosphère, car le croup a été observé quand le thermomètre marquait 28 degrés au-dessus de zéro, et lorsqu'il était à 6 degrés au-dessous.

(c) En employant l'expression de *sthénique* pour désigner l'espèce de croup que les auteurs ont appelé tour-à-tour *sec, aigu, inflammatoire,* etc., et celle *d'asthénique* pour dénommer la variété connue sous le nom de croup *catarrhal, muqueux, adynamique, typhoïde, lent,* etc., je n'ai voulu prendre le mot que dans son acception littérale, sans y attacher aucune idée de système ou de secte ; sans prétendre décider surtout si les différences que ces expressions indiquent ont leur source dans la nature de la maladie ou dans l'organisation particulière du sujet affecté.

(d) Cet état de la respiration, que jusqu'ici personne n'a indiqué avec précision, aurait suffi, dans le plus grand nombre des cas, pour établir le diagnostic de la maladie, surtout lorsqu'elle prenait la forme *asthénique*. J'ai cru pouvoir le désigner sous le nom de respiration *filée*, à cause de la ressemblance qui existe entre le mode d'expiration qui l'accompagne et l'effort que fait un musicien lorsque, pour prolonger un son sur un instrument à vent, il ménage ou *file* le son, comme on dit, en n'expulsant que graduellement l'air qu'il a inspiré.

(e) Dans le croup *suffocant*, la mort arrive toujours par une véritable *strangulation* que déterminent le gonflement de la muqueuse, le spasme des voies aériennes et quelquefois la présence de mucosités ; tout le prouve après la mort.

Dans le croup ordinaire, *sthénique* ou *asthénique*, la mort est également causée par asphyxie ; mais, comme dans ce cas elle est due à la présence de concrétions croupales qui ne se forment jamais que lentement, les symptômes qui l'accompagnent et les traces qu'il laisse après la mort sont toujours en rapport avec son degré de violence et de rapidité.

(f) Dans cette sorte d'inflammation, dont M. Guersent vient de tracer un tableau si vrai, et lorsqu'il existe une *asthénie* portée à l'extrême, la mort, résultat à peu près inévitable de cet état, arrive toujours lentement et sans secousses ; ce sont les seuls cas de croup où elle n'arrive pas par asphyxie: aucun des signes propres à ce mode de terminaison de la vie ne s'observe alors.

(g) La douleur qui se remarque à peu près constamment dans le croup n'est nullement en contradiction avec ce fait: il est probable qu'elle n'a son siége dans le larynx ou au voisinage de la glotte, extrémité des voies aériennes, que par un phénomène analogue à la douleur et au prurit qui s'observent à l'anus ou au gland lorsqu'il existe un calcul dans la vessie ou des vers dans les intestins.

(h) Il est établi sans doute, par l'observation des phénomènes et les résultats de l'ouverture des cadavres, que le croup est une inflammation ; mais on ne peut s'empêcher de convenir que cette inflammation porte un caractère *sui generis*. Si le court espace d'une note le permettait, j'examinerais si ce caractère est dû à la nature de l'affection ou au mode de vitalité des parties dans lesquelles le croup a son siége ; jusqu'à quel point cette maladie diffère de l'angine de Boerhaave, des phlegmasies occasionnées par la présence de corps étrangers ; s'il a jamais été possible d'en déterminer la formation artificiellement ; s'il n'existe pas une analogie frappante entre cette affection et certaines phlegmasies aphteuses ou vésicatoriales, diverses excoriations, etc., remarquables par la concrétion couenneuse qui les accompagne.

(i) Je dois faire remarquer, au sujet du traitement du croup, que souvent les sangsues déterminent des hémorragies parfois dangereuses et toujours inquiétantes ; on préviendrait facilement les suites fâcheuses que peut avoir cet accident, si l'on employait un moyen fort usité dans le pays que j'habite : ce moyen consiste à appliquer sur le lieu de la piqûre quelques poignées de papier ou de linge brûlés, et d'exercer par-dessus une légère compression avec un simple bandage contentif ou avec la main. On arrête sûrement par là l'hémorragie la plus violente que puisse produire ce genre de piqûre.

. J'ajouterai, à l'égard des sangsues, que, par l'influence d'une doctrine dont tous les jours on dit peut-être et trop de bien et trop de mal, nous en voyons prodiguer l'application d'une manière effrayante. Puissent les accidens qu'enfante trop souvent l'abus qu'on en fait ne pas diminuer la confiance due à ce moyen quand il est employé convenablement !

Je dois aussi dire un mot du bain chaud : on ne saurait trop en recommander l'usage à toutes les époques du croup, quand il n'existe pas trop d'*asthénie* : il agit directement sur le siége du mal par l'inspiration des vapeurs qui s'en exhalent ; c'est un antiphlogistique et un antispasmodique des plus puissans ; en excitant légèrement le derme, il le dispose d'une manière avantageuse à l'action des révulsifs.

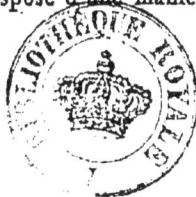

A GUÉRET, DE L'IMPRIMERIE D'ALPHONSE FAUCHIER ET DUGENEST.

www.ingramcontent.com/pod-product-compliance
Lightning Source LLC
Chambersburg PA
CBHW071324200326
41520CB00013B/2861